BEI GRIN MACHT SICH IHR WISSEN BEZAHLT

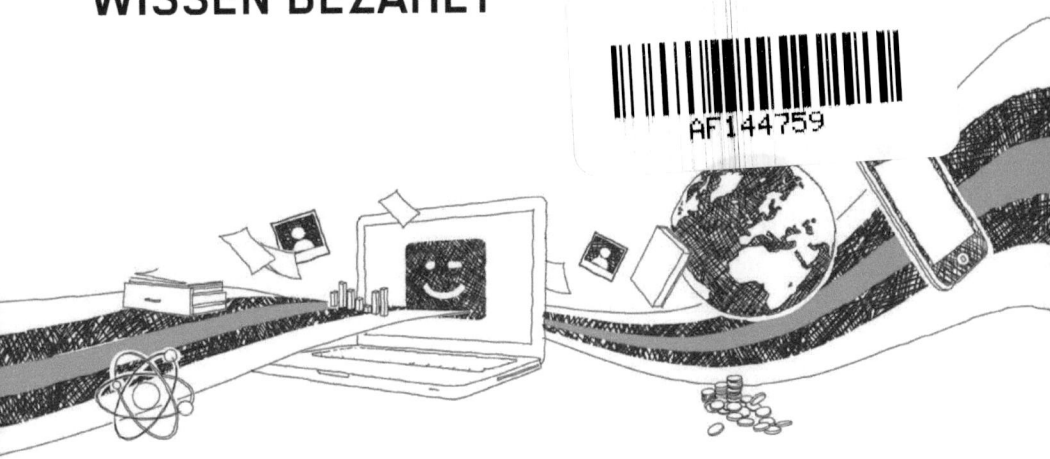

AF144759

- Wir veröffentlichen Ihre Hausarbeit,
  Bachelor- und Masterarbeit

- Ihr eigenes eBook und Buch -
  weltweit in allen wichtigen Shops

- Verdienen Sie an jedem Verkauf

Jetzt bei www.GRIN.com hochladen und kostenlos publizieren

GRIN

Bibliografische Information der Deutschen Nationalbibliothek:

Die Deutsche Bibliothek verzeichnet diese Publikation in der Deutschen National-
bibliografie; detaillierte bibliografische Daten sind im Internet über http://dnb.d-
nb.de/ abrufbar.

Impressum:

Copyright © 2011 GRIN Verlag, Open Publishing GmbH
Druck und Bindung: Books on Demand GmbH, Norderstedt Germany
ISBN: 9783668347298

Dieses Buch bei GRIN:

http://www.grin.com/de/e-book/176016/beratungsansaetzen-im-krankenhaus-
potentiale-und-grenzen

Markus Winter, Andre Uhlmann

Beratungsansätzen im Krankenhaus. Potentiale und Grenzen

GRIN Verlag

GRIN - Your knowledge has value

Der GRIN Verlag publiziert seit 1998 wissenschaftliche Arbeiten von Studenten, Hochschullehrern und anderen Akademikern als eBook und gedrucktes Buch. Die Verlagswebsite www.grin.com ist die ideale Plattform zur Veröffentlichung von Hausarbeiten, Abschlussarbeiten, wissenschaftlichen Aufsätzen, Dissertationen und Fachbüchern.

Besuchen Sie uns im Internet:

http://www.grin.com/

http://www.facebook.com/grincom

http://www.twitter.com/grin_com

Technische Universität Chemnitz
Fakultät für Wirtschaftswissenschaften
Professur für Innovationsforschung und
nachhaltiges Ressourcenmanagement
Wintersemester 2010/11

Seminararbeit im Rahmen des Seminars
„Beratung und Intervention - Theoretische Grundlagen"

Beratungsansätze im Krankenhaus

- Potentiale und Grenzen -

Verfasser: Andre Uhlmann   Markus Winter
              2. Semester Management   2. Semester Management
              and Organisation Studies and Organisation Studies

Abgabedatum: 21.04.2011

Inhaltsverzeichnis

1. Einleitung – Problem- und Zielstellung 1

2. Theoretische Grundlagen 2
  2.1 Beratung 2
  2.2 Die Organisation Krankenhaus 4
    2.2.1 Besonderheiten in der Organisationsstruktur 4
    2.2.2 Beratung im Krankenhaus 8

3. Ansätze der Beratung und deren praktische Relevanz im Krankenhaus ... 8
  3.1 Organisationsentwicklung 9
    3.1.1 Theoretische Konzeption 9
    3.1.2 Praktische Relevanz im Krankenhaus 11
  3.2 Systemische Beratung 14
    3.2.1 Theoretische Konzeption 14
    3.2.2 Praktische Relevanz im Krankenhaus 16

4. Zusammenfassung und Schlussfolgerung 18

5. Literaturverzeichnis 20

1. Einleitung – Problem- und Zielstellung

Trotz Rezession boomt die Beratungsbranche weiter. Dabei nutzen zunehmend Non-Profit Organisationen und soziale Einrichtungen die Dienste von Beratungsunternehmen. Darunter zählen auch Krankenhäuser. Sie versuchen den steigenden Druck der Ökonomisierung und den Zwang zur Zertifizierung mit Hilfe von externen Beratern zu bewältigen (vgl. Iding 2000, S. 43). Aber auch die Beratungsbranche nutzt diese Tendenzen um ihr Beratungsangebot zu diversifizieren und neue Klienten aus anderen Bereichen zu gewinnen. Doch was unterscheidet Krankenhäuser von Unternehmen der Privatwirtschaft? Können Beratungskonzepte, die auf Wirtschafts- und Industrieunternehmen angewendet werden, problemlos auf Krankenhäuser übertragen werden? Oder müssen völlig neue Ansätze für die Anwendung in diesen Organisationen entwickelt werden? Das Scheitern vieler Beratungsprojekte im Krankenhaus lässt erahnen, dass diese Fragen sowohl auf der Seite der Klienten als auch auf der Seite der Berater häufig unbeachtet bleiben.

Die Seminararbeit mit dem Titel „Beratungsansätze im Krankenhaus – Potentiale und Grenzen" greift diese Fragen auf und befasst sich mit vorwiegend mit der Reflexion verschiedene Beratungskonzepten und deren Anwendung im Krankenhaus. Das Hauptziel der Seminararbeit ist es, zu zeigen, inwieweit verschiedene Ansätze der Beratung für den Einsatz in Krankenhäusern geeignet sind. Diese Zielstellung erfordert zunächst einen theoretischen Rahmen, der es ermöglicht, verschiedene Beratungsansätze zu integrieren. Im Anschluss daran werden die Besonderheiten der Organisation Krankenhaus herausgearbeitet und Ansatzpunkte für Beratung präsentiert. Nach diesen theoretischen Grundlagen werden zwei verschiedene Ansätze der Beratung dargestellt und deren Potentiale und Grenzen für die Anwendung im Krankenhaus kritisch reflektiert. Es wurde sich zum einen für die Organisationsentwicklung entschieden. Grund hierfür ist das Programm zur Gesundheitsförderung der Weltgesundheitsorganisation (WHO), die in der Organisationsentwicklung unter Hilfe von externen Beratern einen passenden Ansatz für das Krankenhaus sieht (vgl. Iding 2000, S. 43). Zudem wird der systemische Beratungsansatz als Alternative aufgegriffen und seine praktische Relevanz im Krankenhaus kritisch dargestellt. Am Ende werden die wichtigsten Ergebnisse dieser Seminararbeit nochmals zusammengefasst und ein Fazit formuliert.

2. Theoretische Grundlagen

In diesem Kapitel wird zunächst ein theoretischen Rahmen erarbeitet, der es ermöglicht, verschiedene Beratungsansätze zu integrieren. Um die praktische Relevanz der in dieser Seminararbeit vorgestellten Ansätze der Beratung im Krankenhaus darzustellen, muss ein Bewusstsein für die Besonderheiten der Organisation Krankenhaus erarbeitet werden. Dem wird sich im zweiten Teil dieses Kapitels gewidmet.

2.1 Beratung

Saam (2007) definiert Beratung als „ein Interaktionssystem zwischen einem Ratgeber und einem Ratsuchenden, das sich auf Entscheidungsprobleme konzentriert, und das dem Ratsuchenden die Verantwortung für die Auswahl einer Entscheidung überläßt" (S. 8). Sie unterscheidet zwei Formen der Beratung. Die informelle oder nicht-professionelle Beratung (vgl. Rechtien 1988, S. 28ff.) bezeichnet Beratung außerhalb definierter beruflicher Zuständigkeiten, wie beispielsweise im Familienkontext. Relevant für die vorliegende Untersuchung ist die professionelle oder institutionalisierte Beratung, die aufgrund definierter beruflicher Zuständigkeiten ausgeübt wird. Ratgeber verfügen zumeist über eine professionelle Beratungsqualifikation (vgl. Saam 2007, S. 8f.). Krankenhäuser sind im Folgenden als Organisationen zu betrachten, deswegen findet der Begriff der Organisationsberatung Anwendung. Er wird als „ein Interaktionssystem zwischen einem oder mehreren Ratgebern und Mitgliedern einer ratsuchenden Organisation [definiert], das sich auf Entscheidungsprobleme konzentriert, und den Mitgliedern der ratsuchenden Organisation die Verantwortung für die Auswahl einer Entscheidung zuschreibt. Der Ratgeber verfügt über eine professionelle Beratungsqualifikation. Ratgeber kann eine Person sein oder ein oder mehrere Mitglied(er) einer Organisation" (Saam 2007, S. 9). Kritisch ist hier anzumerken, dass Beratern ein langer, einheitlicher und formaler Ausbildungsweg und ein entsprechendes festgelegtes, kodifiziertes Wissen fehlt (vgl. Alvesson/Johansson 2002, S. 231; Fincham/Clark 2003, S. 4). Weiterhin ist zu betrachten, welche Charakteristika das Wirken eines Organisationsberaters ausmachen. Bredl (2005) weist auf wesentliche Merkmale der Beraterfunktion hin, die teilweise von der Definition von Saam (2007) schon thematisiert wurden. Zu nennen sind die entgeltliche Dienstleistung, die zeitliche Begrenztheit der Dienstleistung, dessen externer Status (außerhalb der Hierarchie des Klientensystems), die Zielorientierung der Handlung, eine intensive Kommunikation mit den Beteiligten und eine führend-helfende Funktion auf Basis einer partnerschaftlichen Zusammenarbeit mit dem Klienten, bei eingeschränkter Verantwortungsübernahme (vgl. Bredl 2005, S. 19).

Um Organisationsberatung verstehen bzw. die im Prozess entstehenden Herausforderungen identifizieren zu können, bedarf es der Betrachtung ihrer funktionalen Aspekte im Bezug auf die faktische Leistungserstellung. Steyrer (1991) fasst konsekutive Merkmale zusammen. Ein regelmäßiges und fallweise Bereitstellen von Know How, der Transfer von Erfahrungen, Wissen und Verfahrenstechniken und die Informationsbereitstellung aufgrund von Informationsdefiziten soll zuerst genannt werden. Weiterhin sind relevante Charakteristika die Identifizierung und Lösung bzw. Anleitung zur Lösung betriebswirtschaftlicher Probleme, das Auffinden innovativer Problemlösungen, die Anwendung einer ganzheitlichen Problemsicht und das Identifizieren von Lösungsansätzen. Mögliche Inhalte sind allgemeine Unternehmensprobleme, zwischenbetriebliche Probleme und Marktprobleme. Der Zweck der funktionalen Leistungserbringung sind die Beseitigung von Schwachstellen, die Erhöhung der Wirtschaftlichkeit, der Produktivität, der Rentabilität, die Entwicklung von Ideen, Konzeptionen, Strategien und Entscheidungshilfen (vgl. Steyrer 1991, S. 12).

Es existieren einige Versuche in der Literatur ein theoretisches Modell der Beratung zu erstellen. Steyrer kritisiert den Mangel einer eigenständigen Theorie und dass die entwickelten Versuche eher Anwendungen bestehender organisationstheoretischer Konzepte seien (vgl. Steyrer 1991, S. 7). Schade (2010) schließt sich dieser Einschätzung in einer aktuellen Debatte an (vgl. Schade 2010, S. 31). Saam (2007) unterscheiden folgende theoretische Ansätze zur Erklärung und Betrachtung der Organisationsberatung: den symbolisch-interaktionistischen Ansatz, den verstehenden Ansatz, den institutionen-ökonomischen Ansatz, den strategisch-dramaturgischen Ansatz, den mikropolitischen Ansatz, den funktionalistischen Ansatz und den systemtheoretischen Ansatz. Im weiteren Verlauf der Arbeit werden wir auf den Ansatz der Organisationsentwicklung und den systemtheoretischen Ansatz näher eingehen. Doch zuvor muss sich mit den Besonderheiten der Organisation Krankenhaus befasst werden.

2.2 Die Organisation Krankenhaus

Im folgenden Abschnitt steht die Organisation Krankenhaus mit ihren Charakteristiken im Mittelpunkt. Zunächst sollen vorherrschende Organisationsstrukturen von Krankenhäusern und deren Besonderheiten gegenüber Unternehmen aus der Privatwirtschaft herausgearbeitet werden. Daran schließt sich eine kurze Darstellung des Beratungsbedarf dieser Organisationen an.

2.2.1 Besonderheiten in der Organisationsstruktur

In der Organisation Krankenhaus treffen „sehr divergente Aufgaben und Berufsgruppen" (Iding 2000, S. 42) aufeinander. Neben der Krankenbehandlung und -versorgung müssen auch andere Aufgaben wie klinische Forschung und Ausbildung der Ärzte sichergestellt werden. Aber auch verschiedene paramedizinische Berufsgruppen haben Einfluss auf die Gesamtentwicklung. Es wird die Komplexität der Organisation Krankenhaus deutlich, die sich durch heterogene Aufgaben, verschiedene Kulturen und Arbeitsanforderungen zwischen Technik- und Humanorientierung auszeichnet. Dabei ist das Krankenhaus eine Expertenorganisation „zwischen öffentlicher Verwaltung und betriebswirtschaftlicher Rationalität" (ebenda). Um Beratungsleistungen in dieser Organisation anbieten zu können, müssen Berater mit den Besonderheiten dieser Organisationen vertraut sein. Mit anderen Worten: Sie benötigen Institutionskompetenz. Um diese entwickeln zu können, sind vor allem Kenntnisse in der Organisationsstruktur notwendig. Im Folgenden werden die wichtigsten Organisationeinheiten der Organisation Krankenhaus näher erläutert. Bevor sich diesen Bereichen gewidmet wird, ist von Interesse sich mit den möglichen Trägerschaften zu beschäftigen.

Trägerschaften

Als Trägerschaften werden die Gesellschaften oder Anteilseigner von Krankenhäusern bezeichnet, die in der Regel außerhalb der eigentlichen Organisation angesiedelt sind. Es kann grundsätzlich zwischen öffentlichen, gemeinnützigen und privaten Trägern unterschieden werden. Bei öffentlichen Trägerschaften fungieren Länder, Kreise und Kommunen als Gesellschafter. Hinter gemeinnützigen Trägerschaften verbergen sich Kirchen, Orden oder freie Wohlfahrtsverbände und bei privaten Krankenhäusern sind Privatpersonen oder Kapitalgesellschaften die Gesellschafter der Organisation (vgl. Schwennbeck 2004, S. 31). Diese Informationen in Verbindung mit der historischen Entwicklung sind durchaus relevant für die Gestaltungsart und das Selbstverständnis eines Krankenhauses. Ein privater Träger hat grundsätzlich ein anderes Interesse als ein Orden, „der seit Generationen Arbeit an Kranken als Inhalt seiner Existenz beschreibt" (Leuschner 2004, S. 98). Letztlich ist es auch der Träger, der kritische Ressourcen bereitstellt und bei wichtigen Strategie-, Konzept- und Bauentscheidungen bedeutenden Einfluss hat.

Neben der Trägerschaft nehmen vor allem die im Folgenden vorgestellten Organisationseinheiten Einfluss auf die Organisationsstruktur eines Krankenhauses.

Ärztlicher Dienst

Die Ärzte sind die zentralen Rollenträger der Organisation Krankenhaus und stellen durch ihre exakt voneinander abgrenzbaren Berufsgruppen eine stark hierarchisch organisierte Gruppe dar. Es lassen sich Chefärzte, Oberärzte, Fachärzte, Assistenzärzte, Ärzte im Praktikum und Medizinstudenten im praktische Jahr (PJ) voneinander abgrenzen (vgl. Schwennbeck 2004, S. 34). In vielen Krankenhäusern ist zu beobachten, dass sich die Chefärzte mehr für das Wohl ihrer Klinik engagieren als die Organisation Krankenhaus als Ganzes zu sehen um über ihrer Klinik hinausreichenden Veränderungen voranzubringen und zu legitimieren (vgl. Weigand 2004, S. 109). Dass das Ganze mehr ist als die Summe seiner Einzelteile, bleibt nicht selten irrelevant (vgl. Becker-Kontio 2004, S. 18). Doch der Druck der Umwelt, also von den Patienten, der Politik, der Öffentlichkeit und von konkurrierenden Krankenhäusern, erhöht sich und die Halbwertzeit des professionellen ärztlichen Wissens verkürzt sich zunehmend. Das resultiert in einem Wandel im Selbstverständnis der traditionellen Rollen. Der Arzt sieht sich „mit Anforderungen konfrontiert, die für ihn fremd, ungewohnt und bedrohend sind" (Weigand 2004, S. 109), was häufig ein Blockieren von Veränderungen und ein Festhalten an gewohnten Privilegien zur Folge hat.

Pflegedienst

Der Pflegedienst stellt die größte Berufsgruppe in der Organisation Krankenhaus dar. Sie sind die Schnittstelle zwischen Ärzten und Patienten und prägen maßgeblich die Kultur einer Klinik. Ohne diese Gruppe wäre der Krankenhausbetrieb nicht möglich. Dennoch haben Pflegekräfte vorwiegend gelernt, nach ärztlichen Anordnungen zu arbeiten und das zu tun, was der diensthabende Arzt für richtig erachtet. Selbstreflektiertes Arbeiten ist nur in wenigen Fällen von Bedeutung (vgl. Weigand 2004, S. 111). Aus dieser Konstellation resultieren nicht selten Machtkämpfe zwischen Pflegekraft und Arzt um sich eigene „Hoheitsgebiete" (ebenda) abzustecken.

Verwaltungsdienst

Dem Verwaltungsdienst kommt im Zuge der Ökonomisierung des Krankenhauses eine besondere Bedeutung zu. Dieser Organisationseinheit gehören verschiedene Abteilungen an, darunter die Personalabteilung, das Finanz- und Rechnungswesen und das Controlling (vgl. Schwennbeck 2004, S. 35). Der Verwaltungsdienst ist als Dienstleister zu sehen, der wirtschaftliche Ressourcen für die Mitarbeiter des Krankenhauses zur Verfügung stellt und somit als Stellvertreter der Trägergesellschaft auftritt. Er hat eine zentrale Managementfunktion und Anweisungs- und Kontrollkompetenzen gegenüber den einzelnen Kliniken (vgl. Weigand 2004, S. 112). Die größte Herausforderung des Verwaltungsdienstes ist es, den Wandel des Krankenhauses von einer stark bürokratischen Organisation zu einem Marktunternehmen voranzutreiben (vgl. Becker-Kontio 2004, S. 17).

Direktorium

Das Direktorium beinhaltet die Leitung bzw. die Geschäftsführung der Organisation Krankenhaus und ist dem Träger des Krankenhauses gegenüber verantwortlich. Traditionell setzt sich das Direktorium aus drei gleichberechtigten Säulen zusammen, auch Tripelhierarchie genannt (vgl. Iding 2000, S.42), die aus dem leitenden Chefarzt bzw. ärztlichen Direktor, dem Pflegedirektor und dem Verwaltungsdirektor bestehen. War es bisher der ärztliche Direktor, der den größten Einfluss im Direktorium hatte, verschiebt sich dieses Machtgefüge aufgrund des gestiegenen Rationalisierungsdrucks und der zunehmenden Bedeutung des Pflegebereichs für die Zufriedenheit des Kunden in Richtung Verwaltungsdirektor auf der einen Seite und Pflegedirektor auf der anderen Seite. Eine formale Führung im Direktorium gibt es allerdings nicht (vgl. Weigand 2004, S.112). Iding (2000) sieht in dieser Trippelhierarchie zudem „eine Ursache für Fehlentwicklungen in der Organisationskultur im Krankenhaus" (S. 42).

Die Zielstellung eines Krankenhaus ist eng mit der Gesundheit als höchsten Gesellschaftlichen Wert verknüpft. Es soll diese, wenn möglich, wieder herstellen und beinhaltet nach Becker-Kontio (2004) die statushöchste Gruppe der Ärzte, „die über die Definitionsmacht von Gesundheit und Krankheit verfügen" (S. 16). Durch aktuelle Entwicklungen, wie beispielsweise der medizinische Fortschritt, die demographische Entwicklung oder der Ökonomisierungszwang werden Krankenhäuser gezwungen sich erstmals als ganzheitliche Organisation zu begreifen und nicht nur als Summe rivalisierender medizinischer Fachbereiche. Das hat zahlreiche Konflikte zur Folge, meist aufgrund der neben- und gegeneinander existierenden Handlungslogiken und Kulturen der verschiedenen Berufsgruppen (vgl. Iding 2000, S. 42). Diese Entwicklungen und die beschriebenen Besonderheiten der Organisationsstruktur resultieren in einer hohen Komplexität der Organisation Krankenhaus und ähnlich komplexen Problemstellungen.

2.2.2 Beratung im Krankenhaus

Die gestiegenen Anforderungen an ein ganzheitliches Krankenhaus und der ökonomische Druck sollen nun mit Hilfe von externen Beratern bewältigt werden. Dabei ist zu beobachten, dass die Beratungsanfragen vorwiegend vom Verwaltungsbereich gestellt werden und somit eine deutliche ökonomische Perspektive einnehmen (vgl. Iding 2000, S. 49). Es wird nach Missmanagement gesucht. Benchmarking wird zum unverzichtbaren „Management-Tool". Auch nach Schwennbeck (2004) machen die in diesem Abschnitt vorgestellten besonderen formellen und informellen Strukturen der Organisation Krankenhaus und die daraus resultierende Veränderungsdynamik einen hohen Beratungsbedarf deutlich (vgl. S. 50). Das ist allein schon mit der Herkunft aus der Beraterbrache der Autoren dieser Aufsätze erklärbar, die an einer positiven Darstellung ihrer Arbeit und der Akquisition neuer Aufträge interessiert sind. Ob sich diese These tatsächlich bestätigen lässt und ob sich die komplexen Problemstellungen wirklich durch externe Beratungen mit Hilfe von extern gesteuerter Organisationsentwicklung oder systemischer Beratung lösen lässt, wird das folgenden Kapitel zeigen.

3. Ansätze der Beratung und deren praktische Relevanz im Krankenhaus

Im folgenden Kapitel werden mit der Organisationsentwicklung und der systemischen Beratung zwei Ansätze der Beratung vorgestellt. Zunächst wird sich ihrer theoretischen Konzeption im ausreichendem Maße gewidmet, um davon ausgehend ihre praktische Relevanz im Krankenhaus kritisch zu reflektieren.

3.1 Organisationsentwicklung

3.1.1 Theoretische Konzeption

Den Ausgangspunkt der Organisationsentwicklung in Theorie und Praxis bilden meist Veränderungen der Rahmenbedingungen der Organisation (vgl. Franke 1993, S. 31). Diese resultieren aus der komplexen und dynamischen Organisationsumwelt. Ein Beispiel, was in diesem Zusammenhang häufig genutzt wird, ist die rasante technologische Entwicklung und die zunehmende Internationalisierung, der sich nahezu alle Unternehmen zu stellen haben. Nur ein Reagieren der Organisation auf die veränderte Umwelt reicht laut den Vertretern der Organisationsentwicklung nicht aus. Die Anpassungsprozesse sollen proaktiv in der Organisation geplant und durchgeführt werden (vgl. Franke 1993, S. 32). Dadurch kommen die Überlegungen der Organisationsentwicklung ins Spiel. Bevor wir uns mit dem Begriff und den Zielen beschäftigen, ist es notwendig sich kurz den Ursprüngen der Organisationsentwicklung zu widmen.

Ursprung der Organisationsentwicklung

Die Ursprünge der Organisationsentwicklung reichen bis in die Human-Relation-Bewegung der vierziger und fünfziger Jahre zurück (vgl. Steinberger 1999, S. 51). Die von der Forschungsgruppe um Kurt Lewin entwickelten gruppendynamischen Verfahren („Training Groups" oder „T-Groups") werden häufig als Hauptquelle der Organisationsentwicklung bezeichnet (vgl. Franke 1993, S. 32). Sie versuchten einen konzeptionellen Rahmen der Planung und Durchführung von Veränderungsprozessen und geplanten Wandel zu entwickeln (vgl. Steinberger, S. 51). Aufgrund der Erfahrungen mit den Nationalsozialismus und den Folgen des Taylorismus entstand ein grundlegendes Verständnis der Organisationsentwicklung, das sich bürokratie- und hierarchiefeindlich entwickelte (vgl. Iding 2000, S. 30). In neuerer Zeit ist die Organisationsentwicklung zu einem beliebten Thema vielfältigster Autoren aus Wissenschaft und Praxis geworden. Auch die Beraterbranche hat die Organisationsentwicklung für sich entdeckt. Leitfäden und best-practices werden erstellt, Erfolgsgeschichten präsentiert. Aufgrund dieser Vermarktungsmöglichkeiten wird nahezu jede Veränderung der Organisation als Organisationsentwicklung abgestempelt ohne die eigentlichen

Ziele zu kennen. Diese Entwicklungen machen eine Eingrenzung des Begriffs der Organisationsentwicklung notwendig, der sich im Folgenden gewidmet wird.

<u>Zum Begriff der Organisationsentwicklung</u>

Trotz dieser langjährigen Historie der Organisationsentwicklung hat sich bisher noch keine einheitliche Definition ergeben. Eines haben die unterschiedlichen Definitionen jedoch gemeinsam. Sie stellen meist den organisationalen Wandel in den Vordergrund. Beispielhaft soll hier die Definition der Gesellschaft für Organisationsentwicklung (GOE) vorgestellt werden:

> „Organisationsentwicklung ist ein langfristiger, organisationsumfassender Entwicklungs- und Veränderungsprozess von Organisationen und der in ihr tätigen Menschen. Der Prozess beruht auf Lernen aller Betroffenen durch direkte Mitwirkung und praktische Erfahrung. Sein Ziel besteht in einer gleichzeitigen Verbesserung der Leistungsfähigkeit der Organisation (Effektivität) und der Qualität des Arbeitslebens (Humanität)." (Franke 1993, S. 37)

Aufgrund des inflationären Gebrauchs des Begriffs scheint es jedoch sinnvoller, die von verschiedenen Autoren aufgestellten Kriterien zu nutzen, die das Wesen der Organisationsentwicklung näher bestimmen sollen. Hier wird sich an den Kriterien von Iding (2000, S. 35-36) orientiert, die im Folgenden als „Merkmale der Organisationsentwicklung" vorgestellt sind. Dazu zählen:

1. Ganzheitlicher Ansatz, der Organisationen als offene Systeme betrachtet
2. Doppelte Zielsetzung, welche die Effektivität und die Humanität betreffen
3. Beteiligung der Betroffenen, die zur aktiven Mitwirkung motiviert werden
4. Prozessorientiertes Vorgehen, im Sinne einer „Hilfe zur Selbsthilfe"
5. Diagnose als Ausgangspunkt jedes Veränderungszyklus

Es wird deutlich, dass diese verschiedenen Merkmale der Organisationsentwicklung sich größtenteils in der Definition der GOE widerspiegeln.

<u>Ziele der Organisationsentwicklung</u>

Auf Grundlage des oben dargelegten Begriffsverständnisses lassen sich zwei grundlegenden Ziele der Organisationsentwicklung aufstellen. Zum einen soll die Organisation effektiver und flexibler gestaltet werden, was in einer Erhöhung der Leistungsfähigkeit mündet und die Organisation anpassungsfähiger machen soll. Zum anderen sollen die Arbeitsbedingen humaner gestaltet und die Arbeitszufriedenheit durch immaterielle Anreize wie Partizipation und Personalentwicklung erhöht werden (vgl. Franke 1993, S. 39). Baumgartner et al. (1992) nennen noch die Selbsterneuerung bzw. Selbstgestaltung und die Förderung von Selbstorganisation als weitere Ziele der Organisationsentwicklung. Unvermeidbaren Zielkonflikten soll den Autoren zufolge durch Authentizität entgegengewirkt werden (vgl. Baumgartner et al. 1992, S. 29-32).

Organisationsentwicklung als Beratungsansatz

Auch die Beratungsbranche hat die Potentiale der Organisationsentwicklung für ihr Produktportfolio entdeckt. Auf der anderen Seite wächst die Nachfrage der Organisationen nach zeitlich begrenzter Hilfe von externen Personen. Dabei gilt zu beachten, dass Organisationsentwicklungsberatung (OE-Beratung) nicht mit Organisationsentwicklung gleichzusetzen ist, da es möglich ist, den Organisationsentwicklungsprozess auch ohne Berater zu initiieren (vgl. Franke 1993, S. 143). OE-Beratung ist also „kein Element der OE, sondern eine von der Organisation zusätzlich ergriffene Maßnahme zur Unterstützung der organisationsinternen Lern- und Entwicklungsprozesse" (Franke 1993, S. 144). OE-Beratung ist demzufolge die „methodisch fundierte Unterstützung von Organisationsentwicklungsprozessen" (ebenda). Dabei sollen die Berater keine fertigen Problemlösungen präsentieren, sondern „einen Kontext für Lern- und Entwicklungsprozesse der Organisationsmitglieder schaffen" (Franke 1993, S. 151).

3.1.2 Praktische Relevanz im Krankenhaus

Die Frage ist nun, welche praktische Relevanz hat die OE-Beratung in der Organisation Krankenhaus? Um diese Frage zu beantworten, muss zunächst die Notwendigkeit von Organisationsentwicklung im Krankenhaus aufgezeigt werden. Wie oben bereits erwähnt stellt Organisationsentwicklung immer den organisationalen Wandel in den Vordergrund und resultiert im Idealfall in einer erhöhten Leistungs- und Anpassungsfähigkeit bei gleichzeitig humaneren Arbeitsbedingungen. Das wurde traditionell bezogen auf Unternehmen der Privatwirtschaft. Fraglich ist, ob sich auch Organisationen aus dem Non-Profit Sektor und Sozialeinrichtungen wie Krankenhäuser einem ständigen Wandel aufgrund geänderter Umweltbedingungen bzw. -einflüsse unterziehen müssen. Wie sich in den Ausführungen in Abschnitt 2.2 gezeigt hat, ist das für die Organisation Krankenhaus durchaus der Fall. Die wirtschaftliche und gesundheitspolitische Entwicklung zwingt das Krankenhaus zum Umdenken. Die Konkurrenz unter den Krankenhäusern verlangt eine zunehmende Adaption von Marktstrukturen, Kostendruck führt zu Einsparungen auf allen Ebenen. Auch der Einfluss des Patienten und seiner Zufriedenheit lässt Konzepte zur Patientenorientierung bzw. -bindung entstehen. Zudem steht vor allem der Verwaltungsdienst vor der großen Herausforderung, den Wandel der Organisation Krankenhaus von einer stark bürokratischen Organisation zu einem Marktunternehmen voranzutreiben (vgl. Becker-Kontio 2004, S. 17). Ein Wandel auf vielen Ebenen ist also gefordert. Um sich am Markt behaupten zu können, nicht Konkurs zu gehen und zum Schutz vor feindlicher Übernahme, muss sich das Krankenhaus an diese geänderte interne und externe Umwelt anpassen. Ist die Organisationsentwicklung zur Lösung dieses Problems überhaupt geeignet? Dem kann zunächst zugestimmt werden. Organisationsentwicklung hat im weitesten Sinne die Anpassung an geänderten Rahmenbedingen zum Ziel und kann als ganzheitliche und langfristiger Ansatz angesehen werden, der alle Betroffenen im Prozess beteiligt (vgl. Iding 2000, S. 35). Dieser These steht vielfältige Kritik gegenüber. Beispielsweise wird dem entgegengebracht, dass die gleichzeitige Erfüllung von Effizienz der Organisation und Humanität der Arbeit nur sehr selten möglich ist. Die Vermutung liegt nahe, dass „das Primat der Effizienzsteigerung zugunsten dem der Humanisierung der Arbeit ausgespielt wird" (Iding 2000, S. 41). Hinzu kommt der normative Anspruch und das vorgegebene Menschenbild der Organisationsentwicklung, die nicht in Frage gestellt oder mit den Beteiligten diskutiert werden. Eine Anpassung des Konzeptes der Organisationsentwicklung auf die Besonderheiten der jeweiligen Organisation ist notwendig und darf keinesfalls zu Gunsten eines best-practice-Ansatzes ignoriert werden. Eine Übernahme der Organisationsentwicklung als rein normatives Gestaltungskonzept scheint somit wenig erfolgversprechend.

Welchen Stellenwert haben nun externe Berater in diesem Zusammenhang? Das Krankenhaus als komplexe und stark hierarchisch organisierte Expertenorganisation mit einer Leitung aus den drei Säulen ärztlicher Direktor, Pflegedirektor und Verwaltungsdirektor, deren Einflussmöglichkeiten im Organisationsentwicklungsprozess häufig ungleich und nicht direkt sichtbar verteilt sind, können durchaus einen hohe Bedarf an externer Beratung haben. Der Berater als neutrale Person von außen, der nicht in interne Machtstrukturen eingebunden ist, und sowohl über Fach- und Institutionskompetenz als auch über einen objektiven Blick verfügen sollte, kann den Entwicklungsprozess moderieren und den richtigen Tipp zur richtigen Zeit geben; ganz im Sinne der systemischen „Hilfe zur Selbsthilfe". Dabei wird all zu gern vergessen, dass der Berater trotz seiner Position außerhalb der eigentlichen Organisation dennoch in dessen Machtstruktur eingebunden ist. Deutlich wird das schon bei der Auftragserteilung, die durch eine der drei Säulen der Krankenhausleitung erfolgt. Dem Berater interessiert auch nicht allein die „Hilfe zur Selbsthilfe" sondern vor allem seine Folgeaufträge. Er muss seine Arbeit legitimieren. Ein Grund dafür, warum die Organisationsentwicklung aufgrund des Rückgangs in der Privatwirtschaft im Krankenhaus eine Art Renaissance erlebt (vgl. Iding 2000, S. 53).

Wie zu erwarten, hängt der Erfolg der Organisationsentwicklung nicht allein von normativen Gestaltungshinweisen ab, sondern wird vor allem durch informelle Einflüsse wie die häufig vernachlässigten Machtstrukturen in der Organisation Krankenhaus bestimmt. Das Scheitern von vielversprechenden Organisationsentwicklungsprojekten unter Beteiligung externer Berater lässt sich eindrucksvoll bei Iding (2000) nachlesen. Ob sich die systemische Beratung für den Einsatz im Krankenhaus besser eignet, wird der nächste Abschnitt zeigen.

3.2 Systemische Beratung

3.2.1 Theoretische Konzeption

Charakteristiken der systemischen Beratung

Die systemische Organisationsberatung basiert auf fünf Fundamenten:

- der Theorie sozialer Systeme und der systemischen Organisationstheorie
- der konstruktivistischen Erkenntnistheorie
- der Organisationsentwicklung
- der systemischen Ansätzen der (Familien-)Therapie und
- der naturwissenschaftlichen Selbstorganisationstheorie und Synergetik (Ameln et al. 2009, S. 83).

Im systemischen Denken werden nicht einzelne Personen oder Beziehungen betrachtet, sondern die Elemente, die in einem Bedingungszusammenhang stehen. Es ist davon auszugehen, dass nicht lineare, sondern komplexe Wechselwirkungen zwischen diesen Elementen bestehen. Organisationen werden als soziale Systeme bezeichnet. Weiterhin wird durch die Wahrnehmung von Unterschieden die eigene Perspektive erweitert, was weitere Optionen und Entscheidungsspielräume eröffnet (Ellebracht et al. 2009, S. 14f.). Die Beratungsbeziehung in der systemischen Organisationsberatung lässt sich wie folgt beschreiben:

1. Es werden nicht Einzelbeziehungen sondern geregelte Kommunikation zwischen Beratersystem (BS) und Klientensystem (KS) betrachtet. Das KS soll durch das BS zu einer eigenständigen Weiterentwicklung angeregt werden.
2. Anlass der Beratung ist ein zu konkretisierendes Problem, das das KS mit bisherigen Methoden nicht lösen kann und was eine systemverändernde Lösung notwendig macht, die der Klient selbständig nicht leisten kann.
3. Das KS kann durch die Beratungssituation in Referenz eigener Problemlösungsversuche oder Beobachtungen gegebenenfalls Veränderungen einleiten. Die Bereitstellung von Informationen wird als Intervention verstanden, da das KS in die Lage versetzt wird, eigenes Verhalten aus anderen Perspektiven zu betrachten.

4. Wichtig ist der Austausch gegenseitiger Erwartungen. Das BS versucht das Selbstbeobachtungs- und Selbstaktivierungspotential zu mobilisieren und dem Problemdruck des KS nicht unmittelbar nachzugeben. Herausfordernd ist die Integration unterschiedlicher Sichtweisen (Berater) sowie den Erfahrungsreichtum des KS zu beachten und einzubeziehen. Nähe im Sinne von Empathie sowie Distanz um die notwendige Objektivität zu wahren sind Herausforderungen im Beratungsprozess, denen mit einem ausgeprägten Potential zur Selbstreflexions begegnet werden kann (vgl. Timel 1998, S. 207ff.).

Für den Fall einer Intervention ist zu beachten, dass Organisationen ein mehr oder weniger autonomes Eigenleben führen und daher nicht direkt beeinflussbar sind. Sie reproduzieren und verändern sich und schaffen fortwährend Ordnungsmuster die Anhand festgehaltenen Erfolgen, erinnerten Geschichten, Erwartungshaltungen und Wahrnehmungen bestimmt werden. Mittels Sinnkonstruktionen und Weltbildern wird die Sicht zur Außenwelt bestimmt, wobei diese als Erklärungsmuster Sicherheit und Stabilität in der Organisation bewirken, aber auch gleichzeitig notwendigen Wandel blockieren können. Lernprozesse geschehen nicht nur aus Drucksituationen heraus sondern durch die kreative Selbst- und Umweltgestaltung (vgl. Königswinter/Hillebrand 2005, S. 35f.).

Im Sinne der konstruktivistischen Theorie können in Organisationen Probleme als unvermeidlich betrachtet werden. Die Aufgabe der Beratung ist nicht nur Problemlösungen anzubieten, sondern deren Dekonstruktion. In der Beratungspraxis bedeutet dies, dass dysfunktionale Maßnahmen nicht thematisiert werden sollten, sondern dass funktionierende Konzepte verstärkt betrachtet werden. Weiterhin können wirkungslose Lösungsstrategien identifiziert werden, deren mangelnde Eignung aufgezeigt ist. Im Anschluss können die Klienten ermuntert werden, andere Ansätze anzuwenden (vgl. Ameln et al. 2009, S. 101f.). Die Anwendung der systemischen Beratung kann über systemische Beratungstechniken erfolgen. Zur Verdeutlichung der Praxisrelevanz der Theorie sollen drei Techniken näher betrachtet werden.

Systemische Beratungstechniken

Die Technik des *zirkulären Fragens* ist eine geeignete systemische Interventionsform. Dies dient dazu, Unterschiede in die Selbstbeobachtung des Systems einzuführen. Paradoxe Fragestellungen wie: „Angenommen, Sie wollten Ihr Problem verschlimmern – was müssten Sie dafür tun?" Diese Fragen dienen zur Differenzierung der Wahrnehmung und erleichtern die Übernahme neuer Perspektiven um zirkuläre Kausalitäten in einem Kommunikationszusammenhang zu identifizieren.

Die Technik des *Reflecting Team* wird dazu verwendet, die Wirklichkeitsannahmen des Systems mit alternativen Sichtweisen und Deutungen anzureichern und zu konfrontieren. Hierbei kann durch den Berater in Gegenwart des Klienten ein offener Diskurs über das Problem geführt werden bei gleichzeitiger Infragestellung der bisherigen Lösungsmuster und Aufzeigen neuer Perspektiven. Die Klienten haben Möglichkeiten für Rückfragen oder Diskurs.

Verschreibungen sind geeignet festgefahrene Interaktionsmuster um Rollenzuschreibungen zu identifizieren und aufzubrechen. Wenn sich die Erwartungsstrukturen des Systems verfestigt haben, können sich quasi-automatisierte Reaktionsschemata entwickeln. Wichtig ist, dass neue Entscheidungsvarianten ermöglicht werden (vgl. Ameln et al. 2009, S. 102ff.). Dafür müssen nur die bestehenden Muster durchbrochen werden (vgl. Schlippe/Schweitzer 2002, S. 123)

3.2.2 Praktische Relevanz im Krankenhaus

Anhand der Besonderheiten und Merkmale von Krankenhäusern soll in diesem Abschnitt gezeigt werden, inwieweit systemische Beratung in diesem Bereich anwendbar ist. Im Kapitel 3.2.1 wurde dargelegt, dass mittels der systemischen Beratung Bedingungszusammenhänge und Wechselwirkungen betrachtet werden. Dies qualifiziert diese Beratungsform für die Anwendung im Krankenhaus, da dies ein komplexes, heterogenes System ist in dem sehr „divergente Aufgaben und Berufsgruppen" (Iding 2000, S. 42) aufeinander treffen. Weiterhin soll das KS durch das BS zu einer eigenständigen Weiterentwicklung angeregt werden, wobei das BS neue Sichtweisen aufzeigt. Kritisch sei an dieser Stelle vermerkt, dass der Berater an der Generierung von Folgeaufträgen interessiert sein dürfte. Das steht im Widerspruch zu der in der Systemtheorie enthaltenen Hilfe zur Selbsthilfe.

Die Strategie wirkungslose Lösungsstrategien aufzuzeigen, indem funktionierende Alternativen demonstriert werden (vgl. Ameln et al. 2009, S. 101f.), konnte im OP Saal eines Krankenhauses angewandt werden. Die verantwortlichen Leitungspersonen hatten in anderen einrichtungsfremden Operationssälen hospitiert und somit alternative Organisationsmöglichkeiten kennengelernt, was sie veranlasste, Änderungen in dem eigenen Verantwortungsbereich vorzunehmen (vgl. Bentner 2007, S. 147). Die Autorin kommt zu dem Schluss, dass Kommunikation im Krankenhaus oft die Krankheiten der Patienten fokussiert bzw. medizinische oder pflegerische Themen zum Gegenstand der Diskussion macht. Problematisch ist das Kennzeichen des allgemeinen Diskurses, der auf knappe Aussagen, die auf das nötigste beschränkt werden; vergleichbar mit denen in Notfallsituationen. Die Anwendung einer ausführlicheren oder emphatischen Art des Diskurses mit Patienten oder bei der Schichtübergabe ist nicht so leicht möglich, da die Pflegekräfte oft im „Muster der Notfallkommunikation" verharren (vgl. Bentner 2007, S. 121). Die Methode der Verschreibung könnte hier im Rahmen einer systemischen Beratung angewandt werden, um vorliegende Muster zu durchbrechen. Bentner (2007) stellte dar, dass im untersuchten Krankenhaus der Diskurs von gegenseitigen Schuldzuweisungen hin zu einer Metakommunikation mittels systemischer Beratung unterstützt werden konnte (vgl. Bentner 2007, S. 121). Die systemische Beratung ist allerdings nicht in der Lage zu erklären, wie und warum Berater die richtigen Instrumente zum richtigen Zeitpunkt einsetzen (Schache 2009, S.150). Die Anwendung der Instrumente muss in der Organisationsberatung im Krankenhaus möglicherweise aufgrund anderer theoretischer Konzepte durchgeführt werden.

Die systemische Organisationsberatung vernachlässigt die Wechselwirkungen von Einstellungen und Verhalten, deren Relevanz für das Geschehen in Organisationen und ihrer Auswirkungen auf Veränderungsprozesse (vgl. Ameln et al. 2009, S. 132). Bezüglich des Krankenhauskontextes ist dies von Nachteil, wie unter 3.1.2 schon gezeigt wurde heterogene Akteure am Organisationsgeschehen teilnehmen. In diesem Zusammenhang würden beispielsweise unterschiedliche Einstellungen von Pflegepersonal und der Ärzteschaft unberücksichtigt bleiben. Weiterhin vernachlässigt die systemische Organisationsberatung die Wechselbeziehungen zwischen Operationen der Organisation und der Umwelt (vgl. Ameln et al. 2009, S. 132). Wie in 3.1.2 gezeigt werden konnte, ist das System Krankenhaus vielfältigen externen Einflussfaktoren ausgesetzt, wie einem allgemeinen Kosten und Wettbewerbsdruck.

Iding (2001) beschreibt den Beratungsprozess als mikropolitisches Spiel, wobei er Macht, Geschichte und Subjekte berücksichtigt. Er kritisiert, dass dies in der systemischen Organisationsberatung bislang fehlt (vgl. Iding 2001, S. 23). Den Faktor Macht auszublenden, ist beispielsweise bei Interaktionen innerhalb der Ärzteschaft fatal, denn „Ärzteteams" sind oft streng hierarchisch aufgestellt. Iding (2000) führt an das die Anwendung von Elementen der Familientherapie auf Organisationen trotz offensichtlicher Unterschiede erfolgt (vgl. Iding 2000, S. 74). Zusammenfassend lässt sich sagen dass die systemische Organisationsberatung neue Sichtweisen in den Krankenhauskontext einbringt. Die Bewusstseinsaktivierung und das Aufzeigen von alternativen Lösungen sind vor allem bei festgefahrenen Mustern von Vorteil. Jedoch ist der Ansatz nur in Kombination mit anderen theoretischen Modellen praktikabel, da die systemische Beratung einige krankenhausrelevante Aspekte nur ungenügend betrachtet.

4. Zusammenfassung und Schlussfolgerung

Das Hauptziel der Seminararbeit war es, zu zeigen, inwieweit verschiedene Ansätze der Beratung für den Einsatz in Krankenhäusern geeignet sind. Dazu wurde zunächst ein grundlegendes Verständnis von Beratung erarbeitet. In einem weiteren Schritt wurden die Besonderheiten der Organisation Krankenhaus herausgestellt. Dabei wurde das Krankenhaus als eine Expertenorganisation „zwischen öffentlicher Verwaltung und betriebswirtschaftlicher Rationalität" (Iding 2000, S. 42) dargestellt, die sich zahlreichen veränderten Rahmenbedingungen sowohl auf der wirtschaftlichen als auch auf der politischen Dimension zu stellen hat. Die gestiegenen Anforderungen an ein ganzheitliches Krankenhaus sollen nun mit Hilfe von externen Beratern bewältigt werden. Dazu wurden mit der Organisationsentwicklungsberatung und der systemischen Beratung zwei Ansätze der Beratung vorgestellt, deren praktische Relevanz im Krankenhaus geprüft wurde. Dabei kann zusammengefasst werden, dass Organisationsentwicklung im Krankenhaus wichtig und notwendig ist, um sich den geänderten Rahmenbedingen anzupassen. Organisationsentwicklung als rein normatives Gestaltungskonzept, welches Werte wie Humanisierung und Selbstverwirklichung ohne Wahlmöglichkeiten vorgibt (vgl. Iding 2000, S. 40), scheint jedoch wenig erfolgversprechend. Im Gegensatz dazu versucht sich die systemische Beratung an der Rekonstruktion von Problemen, deren Funktionen und deren Hintergründe zu orientieren. Durch generalisierungsfähiges, zur Korrektur von Betriebsblindheit ausgebildetes Spezialistenwissen versucht die systemische Beratung neue Einsichten im Zusammenspiel mit dem Klienten zu erreichen (vgl. Orthey, 2005, S. 523). Systemische Beratung eignet sich aber für den Einsatz im Krankenhaus nur bedingt, da sie für den Beratungserfolg relevanten Faktoren, wie beispielsweise Macht, ausblendet.

Es überrascht also nicht, dass sich weder das Konzept der Organisationsentwicklung noch das der systemischen Beratung uneingeschränkt für den Einsatz im Krankenhaus eignet. Auch wenn es die Komplexität erhöhen mag, es gibt kein allgemein gültiges Konzept, keinen „one-best-way", kein generellen „best practice". Eine Anpassung der vorgestellten Beratungskonzepte an die speziellen Charakteristiken und Eigenheiten der Organisation Krankenhaus in mühevoller Kleinarbeit ist unumgänglich. Welche Rolle spielt dabei Beratung? Externe Berater können im systemischen Sinne diese Prozesse moderieren und „die Lern- und Entwicklungsprozesse einzelner Organisationsmitglieder anregen" (Franke 1993, S. 151), aber auch im Sinne einer Expertenberatung mit ihrer Fach- und Institutionskompetenz unterstützend einwirken. Es darf aber dabei nicht vergessen werden, dass auch der Berater in seinen eigenen Strukturen und Rollenbildern eingebunden ist und nur selten objektiv handelt. Es muss also auch ein reflexiver Umgang des Klienten mit dem Berater vorausgesetzt werden um tatsächlich Beratungsprojekte im Krankenhaus nachhaltig erfolgreich abzuschließen.

Literaturverzeichnis

Alvesson, M./Johansson, A. W. (2002): Professionalism and politics in management consultancy work. In: Clark, T./Fincham, R. (Hrsg.): Critical consulting: New perspectives on the management advice industry. Oxford u. a.: Blackwell. S. 228-246.

Ameln, F. v./Kramer, J./Stark, H. (2009): Organisationsberatung beobachtet. Hidden Agendas und Blinde Flecke. Wiesbaden: Verlag für Sozialwissenschaften.

Baumgartner, I./Häfele, W./Schwarz, M./Sohm, K. (1992): OE-Prozesse. Die Prinzipien systemischer Organisationsentwicklung. Ein Handbuch für Beratende, Gestaltende, Betroffene, Neugierige und OE-Entdeckende. 2.Auflage. Bern u.a.: Haupt.

Becker-Kontio, M. (2004): Supervision, ein Beratungsinstrument für das somatische Krankenhaus? Ein Blick auf 20 Jahre Entwicklung. In: Becker-Kontio, M./Kimmig-Pfeiffer, A./Schwennbeck, M.L./Streitbürger, G./Wengelski-Strock, S. (Hrsg.): Supervision und Organisationsberatung im Krankenhaus. Erfahrungen-Analysen-Konzepte. Weinheim u.a.: Juventa. S. 15-30.

Bentner, A. (2007): Systemisch-lösungsorientierte Organisationsberatung in der Praxis. Göttingen: Vandenhoeck & Ruprecht.

Bredl, K./Lehner, F./Gruber, H./Strasser, J. (2003): Kompetenzerwerb von Consultants in der Unternehmensberatung. In: Hofmann, G. R./Alm, W. (Hrsg.): Management der Mitarbeiter-Expertise in IT-Beratungsunternehmen. Tagungsband der Multi-Konferenz Wirtschaftsinformatik 2002. Aschaffenburg: Schriftenreihe des Labors für Informations- und Wissensbewertungssysteme. S. 46-58.

Elfgen, R./B. Klaile (1987): Unternehmensberatung. Stuttgart.

Ellebracht, H./ Lenz, G./ Osterhold, G. (2009): Systemische Organisations- und Unternehmensberatung. Praxishandbuch für Berater und Führungskräfte. Wiesbaden: Gabler.

Exner, A./Königswieser, R./Titscher, S. (1987): Unternehmensberatung - systemisch. Theoretische Annahmen und Interventionen im Vergleich zu anderen Ansätzen. In: Die Betriebswirtschaft. 47. Jg. Heft 3, S. 265 – 284.

Fincham, R./Clark, T. (2003): Management consultancy: Issues, perspectives, and agendas. In: International Studies of Management and Organization, 32(4), S. 3-18.

Fleischmann, P. (1984): Prozeßorientierte Beratung im Strategischen Management. München.

Franke, J. (1993): Organisationsentwicklung und Organisationsentwicklungsberatung. Einen wirtschaftspädagogische Perspektive. Köln: Botermann und Botermann.

Hafner, K./Reineke, R.-D./Dresselhaus, D.: (1988): Unternehmensführung und Unternehmensberatung - Bestandsaufnahme und Entwicklungsperspektiven. In: Meffert, H./Wagner, H. (Hrsg.): Wissenschaftliche Gesellschaft für Marketing und Unternehmensführung e. V., Arbeitspapier Nr. 44. Münster.

Iding, Hermann (2000): Hinter den Kulissen der Organisationsberatung. Qualitative Fallstudien von Beratungsprozessen im Krankenhaus. Opladen: Leske und Budrich Verlag.

Iding, H. (2001): Macht in der Organisationsberatung. Eine qualitative Fallstudie in einem ostdeutschen Krankenhaus. In: Organisationsberatung – Supervision – Coaching, Heft 1/2001, S. 7-24.

Jung, N. (2010): Fakten und Fiktionen der Klientenprofessionalisierung. Eine kritische Analyse des Umgangs mit Beratungsleistungen. Wiesbaden: Gabler.

Königswieser, R./Hillebrand, M./Ortner, J. (2005): Einführung in die systemische Organisationsberatung. Heidelberg: Carl-Auer-Systeme.

Leuschner, G. (2004): Institutionskompetenz im Krankenhaus. In: Becker-Kontio, M./Kimmig-Pfeiffer, A./Schwennbeck, M.L./Streitbürger, G./Wengelski-Strock, S. (Hrsg.): Supervision und Organisationsberatung im Krankenhaus. Erfahrungen-Analysen-Konzepte. Weinheim u.a.: Juventa. S. 93-106.

Orthey, F. M. (2005): Betriebe - Lernen - Systeme. Wie Unternehmen sich durch Lernen verändern. Unveröffentlichte Habilitation, Universität Bielefeld.

Rechtien, W. (1988): Das nichtprofessionelle beratende Gespräch. Hagen: Fernuniversität.

Saam, Nicole J. (2007): Organisation und Beratung. Ein Lehrbuch zu Grundlagen und Theorien. Hamburg: LIT Verlag.

Schache, S. (2009): Das dialogische Konzept einer beratenden Motologie. Organisationsberatung. Die Kunst der Unterredung. zugelassene Dissertation, Marburg.

Schlippe, A./Schweitzer, J. (2003): Lehrbuch der systemischen Therapie und Beratung. Vandenhoeck & Ruprecht.

Schwennbeck, M.L. (2004): Wissenswertes über das Krankenhaus. In: Becker-Kontio, M./Kimmig-Pfeiffer, A./Schwennbeck, M.L./Streitbürger, G./Wengelski-Strock, S. (Hrsg.): Supervision und Organisationsberatung im Krankenhaus. Erfahrungen-Analysen-Konzepte. Weinheim u.a.: Juventa. S. 31-52.

Steinberger, E. (1999): Lernpotentiale auf organisationaler Ebene. Erschließung von Unternehmens und Mitarbeiterressourcen. Wien: Linde.

Steyrer, J. (1991): Unternehmensberatung – Stand der deutschsprachigen Theorienbildung und empirischen Forschung. In: Hofmann, M. (Hrsg.): Theorie und Praxis der Unternehmensberatung. Bestandsaufnahme und Entwicklungsperspektiven. Heidelberg: Physica. S. 1-44.

Timel, R. (1998): Systemische Organisationsberatung – Eine Mode oder eine zeitgemäße Antwort auf die Zunahme von Komplexität und Unsicherheit? In: Howaldt, J.: Sozialwissenschaftliche Organisationsberatung. Auf der Suche nach einem spezifischen Beratungsverständnis. Berlin: Sigma.

Weigand, W. (2004): Als Berater im Krankenhaus: gebraucht, aber nicht willkommen. In: Becker-Kontio, M./Kimmig-Pfeiffer, A./Schwennbeck, M.L./Streitbürger, G./Wengelski-Strock, S. (Hrsg.): Supervision und Organisationsberatung im Krankenhaus. Erfahrungen-Analysen-Konzepte. Weinheim u.a.: Juventa. S. 107-124.

Wohlgemuth, A. (1991): Das Beratungskonzept der Organisationsentwicklung: neue Form der Unternehmensberatung auf Grundlage des sozio-technischen Systemansatzes. 3. Auflage. Bern u.a.: Haupt.

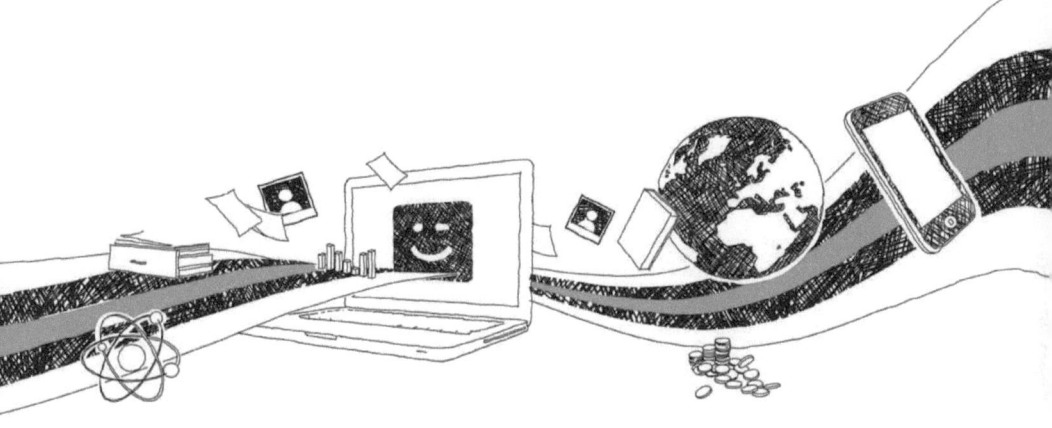
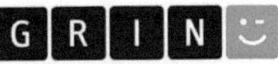